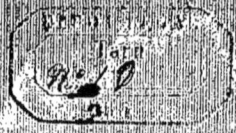

NÉCESSITÉ, URGENCE

DE CONSTRUIRE A ALBI

UN ASILE D'ÉPILEPTIQUES

POUR

LE DÉPARTEMENT DU TARN

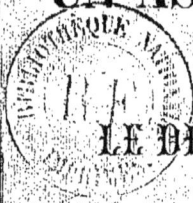

DOCUMENTS INÉDITS

Par le Dr Paul LALAGADE

Chirurgien en Chef honoraire des Hôpitaux
Chevalier de la Légion d'Honneur

ALBI
IMPRIMERIE HENRI AMALRIC
1897

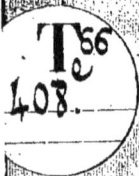

NÉCESSITÉ, URGENCE

DE CONSTRUIRE A ALBI

UN ASILE D'ÉPILEPTIQUES

POUR

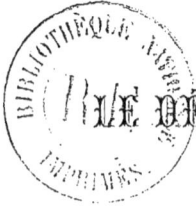

LE DÉPARTEMENT DU TARN

DOCUMENTS INÉDITS

Par le Dᴿ Paul LALAGADE

Chirurgien en Chef honoraire des Hopitaux
Chevalier de la Légion d'Honneur

ALBI
IMPRIMERIE HENRI AMALRIC
1897

A MES LECTEURS

Il y a de cela bien des années, — c'était en 1840, première année de ma pratique médicale, — je fus profondément attristé par les soins que je donnai à un malheureux épileptique. Je pris alors une résolution, qui est devenue inébranlable, de donner toutes mes sympathies, mon meilleur dévouement à cette catégorie de malades, si isolés, si abandonnés, et cependant si dignes d'intérêt. Les épileptiques sont les plus malheureux de la création !

Sous l'influence de ce sentiment intime, et d'un dévouement absolu, je n'ai cessé de faire des démarches auprès de tous les préfets et de toutes les administrations hospitalières qui se sont succédé, pour obtenir la construction d'un asile exclusivement consacré au traitement des épileptiques. Je crois avoir démontré la nécessité et l'urgence de cet établissement, dans la lettre-mémoire adressée à notre très honorable Commission administrative de l'hospice.

Pendant trois administrations départementales, j'ai espéré arriver à mon but si longtemps désiré et si impatiemment attendu.

En 1887, M. le préfet Landard voulut bien sympathiser chaleureusement avec mes efforts et m'honorer de son puissant concours pour faciliter la construction d'un asile départemental pour les épileptiques. Déjà, nous combinions de former une commission avec des hommes choisis parmi les plus influents auprès de notre population pour une souscription générale, lorsque M. le préfet Landard changea de résidence (1).

Sans me décourager, je continuai mes démarches.... J'arrivai ainsi à l'année 1890, où notre département eut la bonne fortune d'avoir M. Emile Laurens pour préfet. A son arrivée à Albi, il daigna faire un excellent accueil à ma communication. Il voulut bien donner à la réalisation de ce projet toute sa sympathie, sa haute intelligence et sa chaleureuse activité.

Il avait obtenu du grand et généreux établissement du Bon-Sauveur l'engagement de construire l'asile des épileptiques pour son compte, à une certaine distance, isolé de l'immense et magnifique installation d'aliénés.

Ne serait-ce pas le moment opportun de réaliser cette promesse verbale et de construire, sur les nouveaux terrains récemment achetés, cet asile spécial et isolé, exclusivement consacré à cette classe d'infortunés? J'ose exprimer, avec mes plus chaleureux remercîments pour le passé, cet espoir pour l'avenir aux intelligentes et dévouées Religieuses qui n'ont au cœur d'autre ambition que d'étendre toujours leur bienfaisante et généreuse charité.

(1) Monseigneur Fonteneau, archevêque d'Albi, s'inscrivant d'avance à la tête de la liste des souscripteurs, m'avait généreusement offert cinq cents francs.

Malheureusement pour tous, M. Emile Laurens fut élevé aux hautes fonctions de Secrétaire général de la Préfecture de police de la Seine...

Le 14 avril 1892, M. Albert Jossier, qui lui succéda, fit aussi un excellent accueil au but que je poursuis.

Sous mes inspirations, il voulut bien faire une enquête auprès de toutes les préfectures de France et des Colonies, pour connaître le nombre des établissements consacrés exclusivement aux épileptiques, et une deuxième enquête auprès de tous les maires du département pour connaître le nombre de ces infortunés dans le Tarn (1). Il m'avait promis tout son concours pour obtenir une somme considérable du sénateur chargé de la distribution des fonds du pari mutuel aux établissements de bienfaisance.

A son départ d'Albi (1893), il eut l'extrême bonté de me renouveler sa promesse... Je dois à la vérité de dire qu'il n'y a point de sa faute si cette promesse n'a pas encore été réalisée...

Malheureux du silence qui se fait, en ce moment, autour de cette question si importante, si humanitaire, et qui exige impérieusement une solution prochaine, je crois devoir publier :

1º Mon Mémoire à la Commission administrative de l'hospice ;

2º La lettre de M. Achille Thiéry, vice-président de la commission.

---

(1) Voir plus loin les deux tableaux constatant les résultats de ces deux enquêtes.

✳

Ces deux documents sont inédits. Certainement, ils feront revivre la question de la nécessité d'un asile pour nos épileptiques. C'est là l'*unique* but de ma modeste publication.

Je fais aujourd'hui un humble mais chaleureux appel à la haute bienveillance du ministre de l'intérieur, au concours de nos sénateurs, de nos députés, de M. le préfet du Tarn, de M. le maire de la ville d'Albi, du Conseil général, de tous mes concitoyens, et en particulier de la presse départementale.

15 septembre 1897.

Dr Paul LALAGADE,

Chirurgien en chef honoraire des Hôpitaux.

MÉMOIRE adressé à **MM**. les Administrateurs de l'Hospice d'Albi par **M**. le Dʳ **Paul Lalagade**, chirurgien en chef.

———

A MM. les Administrateurs de l'Hospice d'Albi.

Messieurs,

Depuis que j'ai conscience de mes impressions humanitaires ; depuis surtout que, par état et par devoir, j'ai à étudier les innombrables maladies qui affligent l'humanité et à rechercher les meilleurs moyens de les guérir ou de les soulager, je suis toujours profondément ému, profondément attristé quand j'ai sous les yeux la plus affreuse des maladies, l'épilepsie. C'est pour l'épileptique que j'ai au cœur, comme homme, comme médecin, la plus profonde pitié, la plus douloureuse sympathie.

Je n'ai point à vous présenter ici un mémoire médical sur la nature et sur le traitement de l'épilepsie, je ne veux et je ne dois que vous exposer les raisons urgentes qui militent en faveur de la création, dans notre vaste installation hospitalière ou dans un des vastes jardins qui en dépendent, d'un asile spécial pour les épileptiques, ces pauvres malheureux abandonnés de tous.

Dieu veuille bénir le but profondément humanitaire que je poursuis depuis si longtemps avec toutes les fibres de mon cœur. L'épilepsie est la plus misérable, la plus humiliante de toutes les maladies.

Je n'ai point de grands efforts à faire pour démontrer la triste vérité de mon appréciation : je n'ai qu'à invoquer quelques circonstances qui stigmatisent la cruelle existence des épileptiques.

Je dis : l'épilepsie est la plus misérable de toutes les maladies.

Les moyens thérapeutiques les plus intelligents, comme les plus pratiques, sont impuissants, non seulement à guérir, mais à diminuer, dans la grande majorité des cas, les horribles crises de l'épilepsie héréditaire.

Toutes les autres affections ont leurs traitements propres, souvent efficaces, au sein des familles ; elles ont leurs hôpitaux pour les indigents ; elles ont leurs services particuliers ; les fiévreux, les blessés ont leurs salles ; les maladies sporadiques, épidémiques, contagieuses ont leur service spécial, le lépreux lui-même est reçu dans nos hôpitaux. Les maladies mentales ont leur asile où riches et pauvres sont reçus, où ils reçoivent leur traitement.

Un grand nombre de maisons de santé sont répandues dans beaucoup de localités.

En dehors des établissements de la Salpêtrière pour les femmes et de Bicêtre pour les hommes, à Paris, il n'existe en France que de *très rares asiles* où l'on reçoive en traitement les épileptiques.

Le Gouvernement, les Conseils généraux, les Communes élèvent de grands hôpitaux, de grands établissements pour les aliénés, de grandes maisons d'école, des palais pour les écoles normales des garçons, des filles ; de somptueux lycées, des chemins vicinaux, départementaux, nationaux, des chemins de fer sillonnent luxueusement la France, etc., etc...

Mais le Gouvernement, les Conseils généraux, les Communes ne s'occupent jamais pratiquement de construire des asiles pour les pauvres et bien intéressants épileptiques, qui restent voués à leur affreuse maladie, à leur isolement, à leur désespoir et à celui de leurs familles.

On a trouvé de l'argent pour tout et pour tous, excepté pour construire des maisons de refuge pour les pauvres épileptiques. On dirait vraiment qu'ils sont les parias de la société, dont il ne faut tenir aucun compte. Et cependant ils sont tous nos semblables, nos frères.

La loi divine, la loi humaine nous font un devoir sacré, un devoir humanitaire de venir à leur secours ; ils y ont d'autant plus de droit qu'ils sont les plus malheureux.

Il est plus que temps d'y penser sérieusement et d'agir en conséquence.

J'ai écrit que l'épilepsie est la plus *humiliante* de toutes les maladies qui affligent l'humanité.

Cette appréciation peut au premier abord paraître inexacte, tout au moins exagérée : je la maintiens parce qu'elle répond à ma pensée, à mon sentiment. Les détails dans lesquels je vais entrer confirmeront certainement mes convictions, malheureusement trop fondées.

L'épilepsie est une grande douleur pour le malade, un fléau, une catastrophe pour sa famille. La pitié et souvent l'isolement en sont les suites.

L'épileptique a une grande crise. Les voisins, contrairement à ce qu'ils font toujours pour les autres maladies, n'accourent point pour offrir leurs services, leurs sympathies ; ils s'abstiennent complètement d'entrer dans la maison, soit parce qu'ils ne veulent point être témoins de cet horrible mal, ou bien pour ne pas humilier la famille ; ce qui est bien pénible d'ajouter, et j'en ai été le témoin, les frères, les sœurs, quelquefois même le père, s'éloignent. La mère seule, dans le cœur de laquelle la Providence a placé un amour à toute épreuve pour ses enfants et plus particulièrement pour celui qui est le plus malheureux, le plus abandonné, reste auprès du misérable épileptique.

Arrivé à l'âge où les jeunes gens ont à prendre une détermination pour assurer leur avenir, l'épileptique, quelquefois très intelligent, pauvre, veut prendre un état pour gagner sa vie ; riche, il désire s'assurer une position sociale.

Le premier entre dans un atelier quelconque, dans un établissement industriel. A la première crise épileptique, son maître, son patron, spontanément ou poussé par les autres ouvriers, ferme sa porte à ce malheureux. Le second, dont la famille est aisée, riche, veut entrer dans une administration de l'Etat, dans une grande Compagnie ; mû par un vif sentiment de patriotisme, il veut servir son pays, en embrassant la carrière militaire, mais *partout* où on exige un certificat de santé, il est impitoyablement repoussé, il est un véritable paria dans son pays.

N'est-ce pas navrant ? n'est-ce pas humiliant ?

Autres détails bien tristes ou bien cruels, qui doivent bien émouvoir tous ceux qui ont au cœur l'amour de l'humanité :

L'épileptique non occupé, et nous en connaissons la cause, sort de chez lui pour prendre l'air, peut-être pour remplir une commission de ses parents ; en passant dans une rue, en traversant une place, il tombe foudroyé par une attaque. Croyant à un accident, les voisins et les passants accourent près de lui. Un mot est prononcé : haut-mal, mal de la terre, épilepsie ! et tout le monde s'enfuit. Il ne faut pas regarder, il ne faut pas toucher l'épileptique, dit un horrible et bien cruel préjugé populaire. L'épileptique reste seul, étendu sur le sol. Ce qui est désolant à constater, c'est que, même les personnes les plus profondément charitables s'éloignent le plus souvent, sous l'influence d'une répulsion intime, inconsciente.

Le malheureux épileptique, dans les grandes attaques, tombe tout à coup sans connaissance comme s'il était frappé par la foudre, il est étranger au monde extérieur.

Dans sa maison, il peut tomber dans le feu, se brûler complètement ou tout au moins gravement, s'il n'est secouru. S'il tombe à la campagne dans une mare d'eau, même dans une très petite quantité, il peut se noyer, car il se trouve dans l'impossibilité de crier au secours. Dans une rue, sur une route, il peut être écrasé par une voiture. L'épileptique, dans ses crises, ne peut éviter de lui-même aucun danger. Dans les moments de paroxysme, il est hideux à voir, il est effrayant.

Dans les intervalles, il est triste, morose, taciturne, il est craintif et redoute les regards de ses semblables : il se sent humilié dans sa cruelle position.

Pendant une longue carrière médicale et plus particulièrement dans mes fonctions de médecin préposé aux entrées à l'hôpital, j'ai été témoin de ces tristes tableaux, et j'ajoute que j'ai eu toujours la tristesse au cœur quand je me suis vu obligé, pour obéir au règlement qui régit ce grand établissement de bienfaisance, de refuser tout certificat d'admission. Certes, je reconnais et j'approuve les motifs, à cause des graves inconvénients qui en seraient la conséquence : le refus de recevoir à l'hospice les épileptiques est légitimé, car il y aurait pour les enfants le danger des crises d'épilepsie par imitation.

Je me contente de vous raconter ici un seul fait, au milieu de bien d'autres, dont le souvenir pénible n'a jamais pu s'effacer de ma mémoire :

Un jour, me rendant à l'hôpital pour mon service, j'aperçois un grand rassemblement à l'entrée de la rue de la Berchère, donnant sur la grande place Lapérouse. Je crains un grave accident, j'arrive avec peine, à cause de la grande foule, auprès d'un jeune homme âgé de 20 à 25 ans, étendu sur le sol, la face tournée contre le pavé. Mon premier soin est de mettre la tête dans une position plus favorable. A peine les assistants ont-ils constaté de l'écume ensanglantée sortant de la bouche, qu'un mot est prononcé : « C'est un épileptique ! » A peine ce mot est-il prononcé, que tout le monde s'enfuit, et je reste seul avec le malheureux. Voulant donner à la tête et au corps une position indiquée et fixe pour lui faciliter le jeu de la respiration et éviter une congestion cérébrale, je pénètre dans la maison la plus voisine, dont la porte avait été vite fermée, pour demander une chaise ; on me la refuse. La maîtresse de maison me la refuse en me disant brutalement : « Monsieur, je ne suis pas assez riche pour sacrifier une chaise, qu'il me faudrait brûler après avoir touché à un épileptique. »

Pour tout autre malade, cette femme m'aurait donné non seulement une chaise, mais m'aurait offert probablement un asile dans sa maison, pour me faciliter les premiers soins.

Je courus à l'hôpital pour prendre un infirmier, avec deux oreillers. Je laissai l'infirmier pour veiller sur l'épileptique jusques à la fin de la crise et pour le reconduire jusqu'à son domicile.

A ce fait, entre bien d'autres, passé dans notre bonne ville d'Albi, ville civilisée, dont la population est très charitable, permettez-moi, Messieurs, d'ajouter l'histoire d'une scène bien touchante qui a eu lieu dans mon cabinet, il y a quelques mois à peine ; je me limite encore dans une seule observation.

Une femme du canton de Valence, arrondissement d'Albi, me présente sa fille âgée de 18 ans, à physionomie intéressante mais tristement douloureuse; sa figure est sillonnée par des cicatrices, à la suite de brûlures, étant tombée dans le feu. Sa mère me raconte sa triste position. Elle est veuve, elle a quatre enfants à sa charge, un petit bien, une vache et deux petits cochons à soigner.

Seule, elle ne peut suffire à tout, et ce qui la rend plus particulièrement malheureuse, c'est de ne pouvoir surveiller sa fille aînée, atteinte de fréquentes crises d'épilepsie. Elle me raconte que des voisins lui ont affirmé que, si elle venait habiter pendant une année la ville d'Albi, sa fille aînée serait admise de droit et soignée à l'hôpital; elle ajouta que c'était dans ce but qu'elle était venue avec sa fille, pour me demander et mes conseils et ma protection. J'eus le regret de lui apprendre que son séjour à Albi pendant un an et plus ne lui donnerait aucun droit, aucun espoir de faire entrer sa fille à l'hôpital, attendu que le médecin préposé aux entrées ne peut délivrer de certificat; que MM. les Administrateurs de cet établissement ne pourraient faciliter cette admission à cause des règlements, qui s'y opposent d'une manière formelle, absolue, même pour les épileptiques nés à Albi et y habitant, à cause des graves inconvénients qui s'en suivraient pour les autres malades, et surtout pour les enfants, pour les orphelins qui habitent l'hospice, et qui pourraient être atteints par des crises d'épilepsie par imitation.

Alors, elle me demanda si, en faisant des sacrifices, en vendant une petite terre, elle pourrait la faire entrer au Bon-Sauveur. Je lui répondis que sa fille épileptique n'était pas aliénée, et que la loi s'opposait à son admission dans cet asile. Je renonce, Messieurs, à vous raconter les larmes et la scène de désespoir de cette malheureuse mère.

Que d'épileptiques dans les familles pauvres manquent de soins et de surveillance !

Vous le voyez, les épileptiques sont repoussés partout, ils sont, dans la grande famille humaine, isolés, sans sympathie, sans secours, sans surveillance, sans asile !

N'avais-je pas raison, en vous disant au commencement de ma lettre : « l'épilepsie est la plus *misérable*, la plus *humiliante* de toutes les maladies qui affligent l'humanité » ?

Ce tableau, si triste, si navrant, que je viens retracer devant vous, en traits rapides, n'est nullement exagéré, il est bien au-dessous de la réalité.

Je suis sûr de vos profondes sympathies pour la démarche que j'ai l'honneur de faire aujourd'hui près de vous ; je viens vous supplier humblement, mais vivement, d'installer dans notre vaste hôpital, dans une des dépendances, un service spécial pour les épileptiques.

Je sais bien que vos dépenses sont grandes, que vos charges sont nombreuses, quelquefois très difficiles, et que vos ressources sont très limitées.

Je sais que les difficultés seront grandes pour la réalisation de ce que je me permets de vous demander. Mais je sais aussi votre grande charité pour tous ceux qui souffrent ; je connais votre intelligente sollicitude pour la solution pratique de toutes les questions qui intéressent nos chers malades.

Je connais toute votre anxiété, quand, dans les inté-
rêts de tous les malades de l'hospice, vous vous voyez
obligés de faire sortir des salles de médecine, de chirur-
gie, de l'hôpital même un pauvre épileptique, admis
provisoirement pour une maladie intercurrente dont il
est guéri.

Je sais enfin, Messieurs, que, dans ces conditions,
l'amour de l'humanité fait faire des prodiges ; on parvient
à vaincre des obstacles qui paraissaient d'abord invin-
cibles.

Vous avez un vaste établissement hospitalier avec de
vastes dépendances, vous pouvez, ce me semble, trouver
un local favorable pour installer un service spécial pour
les épileptiques, hommes et femmes ; il ne vous manquera
que des ressources pécuniaires disponibles.

Mais, Messieurs, en faisant connaître à fond les grandes
misères, les misères exceptionnelles que vous voulez
soulager, le but que vous voulez atteindre, vous obtien-
drez vite, je n'en doute pas, les sympathies et des secours
importants de notre conseil municipal, du conseil général, de la charité publique et privée, des aspirations gé-
néreuses.

Vous arriverez très certainement à la réalisation de
nos vœux les plus chers.

Vous aurez la grande satisfaction et je n'hésite pas à
ajouter la *gloire* d'avoir élevé un asile pour les malades
les plus malheureux, les plus humiliés et qui sont nos
frères les plus abandonnés.

Ce sera un grand soulagement pour notre pays et un
grand exemple donné à la France entière.

Permettez-moi, Messieurs les Administrateurs, de vous prier d'accepter à ces fins l'humble offrande de la somme de mille francs.

Ma bien modeste position de fortune ne me permet pas, à mon grand regret, de faire un don plus considérable, un don en rapport avec mon grand désir de voir réaliser mes espérances.

Daignez agréer, Messieurs les Administrateurs, l'expression de mon dévouement absolu.

Dᵉ Paul LALAGADE.

26 novembre 1887.

M. Achille Thiéry, le très honorable vice-président de la Commission administrative de l'Hospice d'Albi, adressa la réponse suivante à M. le Chirurgien en chef :

Albi, le 5 Décembre 1887.

MONSIEUR LE CHIRURGIEN EN CHEF DE L'HOSPICE,

Le Bureau d'Administration de l'hospice d'Albi, après avoir pris connaissance de votre si intéressant Mémoire, m'a chargé d'y répondre en vous faisant part de ses réflexions.

Que je vous exprime tout d'abord combien il a été touché des nobles sentiments qui vous ont inspiré et que vous avez traduits en des termes les plus attachants ; tous les membres du Bureau les partagent, et j'ai pour mission de vous déclarer combien ils sont heureux de s'associer à votre projet et de pouvoir, tout en vous en laissant l'honorable initiative, vous offrir leur concours pour atteindre le but que nous poursuivons ensemble, celui de venir en aide à une catégorie de malheureux disgraciés.

Oui, il est bien vrai que ces pauvres épileptiques semblent avoir été délaissés jusqu'ici. Il est peu de maisons hospitalières qui leur aient servi de refuge. C'est là une lacune bien regrettable que le Bureau reconnaît et déplore avec vous. Comment combler cette lacune et par quels moyens ? Voilà la difficulté.

Ils sont bien rares en France les hôpitaux à qui il a été possible de sacrifier une partie de leurs bâtiments au traitement des épileptiques. Les membres du Bureau, recherchant la cause de cette rareté, ont cru devoir l'attribuer à la difficulté devant laquelle ont dû reculer ceux qui, avant nous, avaient eu la même pensée : c'est la question économique.

Le Bureau, après mûre réflexion, a reconnu que la création d'un asile pour les épileptiques à l'hospice d'Albi devait l'entraîner à des dépenses considérables qu'il ne pouvait pas faire étant dépourvu de toutes ressources. Il s'agirait d'une somme de 40,000 francs au moins à trouver. Nous admettons qu'à l'aide de souscriptions ou dons particuliers, de subventions accordées par la commune et le département, cette somme soit versée dans la caisse du receveur. Nous la dépenserons en constructions, en appropriations et en organisations du personnel. La difficulté est-elle surmontée ? Elle ne l'est qu'en partie.

Sur quels revenus pourrons-nous compter pour payer les dépenses qui devront être affectées à l'entretien des malades et des personnes chargées de les soigner et de les surveiller ? Sur le montant du prix demandé et qui sera fixé, me répondrez-vous.

Le Bureau a examiné attentivement et dit : Ce genre de pensionnaires peut être composé de riches et de pauvres. Ceux-ci sont toujours un plus grand nombre. Les riches, à part quelques rares exceptions, s'ils renoncent à leur liberté, préféreront aller se faire soigner dans un établissement qui, par sa spécialité, leur présentera des garanties de distraction et des conforts que nous ne pourrons leur offrir.

Il ne nous restera dès lors que les pauvres, qui, admis gratuitement, constitueront pour l'hospice une charge des plus onéreuses.

Ce ne sont là que des craintes. Mais elles ont paru assez sérieuses aux membres du Bureau pour qu'il ait cru devoir les soumettre à votre saine appréciation.

Et maintenant, cher Docteur, nous vous disons : En avant! et comptez sur nous pour vous seconder dans votre noble entreprise, la réussite couronnera vos efforts. Si ce n'est aujourd'hui, Dieu veuille que ce soit pour demain !

L'humanité aura un bienfaiteur de plus.

Le Bureau tout entier vous donne acte de l'offre généreuse de la somme de mille francs, qu'il accepte au nom des malheureux auxquels elle est destinée, et vous en remercie.

Veuillez agréer, Monsieur le Chirurgien en chef, l'expression de nos sentiments les plus distingués et les plus sympathiques.

Le Vice-Président du Bureau d'Administration de l'Hospice,

A. Thiéry.

APPENDICE

Sous les inspirations de M. le Chirurgien en chef de l'Hospice d'Albi, M. Jossier, préfet du Tarn, voulut bien, au mois de mars 1893, faire une enquête auprès de MM. les Préfets des départements de France et des Colonies, pour connaître les établissements *spéciaux* destinés à recevoir les malades atteints d'épilepsie — et sur le nombre des épileptiques existant dans les communes du département du Tarn.

Voici les résultats de ces enquêtes :

DÉPARTEMENTS OU IL EXISTE UN ASILE SPÉCIAL
POUR LES ÉPILEPTIQUES.

DÉPARTEMENTS.	NOMBRE D'ASILES
Seine	2
Sarthe	1
Drôme	1
Cher	1
	5

NOMBRE D'ÉPILEPTIQUES DANS LE DÉPARTEMENT DU TARN

ARRONDISSEMENTS	HOMMES	FEMMES	TOTAUX
Albi.	15	18	33
Castres.	26	30	56
Gaillac.	9	6	15
Lavaur.	7	7	14
Total général			118

Il résulte de ces deux enquêtes officielles qu'il n'existe en France que cinq établissements spéciaux où les épileptiques soient reçus en traitement, — et qu'on compte malheureusement dans le Tarn un bien trop grand nombre de nos concitoyens atteints de cette affreuse maladie.

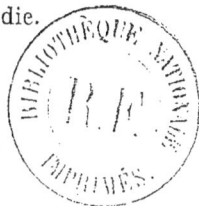

Albi, Imprimerie Henri Amalric, 14, rue de l'Hôtel-de-Ville. — 1897 — 823

www.ingramcontent.com/pod-product-compliance
Lightning Source LLC
Chambersburg PA
CBHW070803210326
41520CB00016B/4808